中国医学临床百家

北京大学口腔医院栾庆先

牙周疾病 病例精解

TYPICAL CASES AND ANALYSIS

栾庆先 著

U0227434

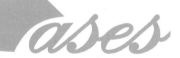
科学技术文献出版社
SCIENTIFIC AND TECHNICAL DOCUMENTATION PRESS

·北京·

图书在版编目（CIP）数据

北京大学口腔医院栾庆先牙周疾病病例精解 / 栾庆先著. —北京：科学技术文献出版社，2018.4（2023.7重印）
ISBN 978-7-5189-3412-6

Ⅰ. ①北…　Ⅱ. ①栾…　Ⅲ. ①牙周病—诊疗　Ⅳ. ① R781.4

中国版本图书馆 CIP 数据核字（2017）第 243055 号

北京大学口腔医院栾庆先牙周疾病病例精解

策划编辑：李　丹　责任编辑：巨娟梅　李　丹　责任校对：文　浩　责任出版：张志平

出　版　者	科学技术文献出版社	
地　　　址	北京市复兴路15号　　邮编 100038	
编　务　部	（010）58882938，58882087（传真）	
发　行　部	（010）58882868，58882870（传真）	
邮　购　部	（010）58882873	
官 方 网 址	www.stdp.com.cn	
发　行　者	科学技术文献出版社发行　全国各地新华书店经销	
印　刷　者	北京虎彩文化传播有限公司	
版　　　次	2018 年 4 月第 1 版　2023 年 7 月第 6 次印刷	
开　　　本	710×1000　1/16	
字　　　数	55千	
印　　　张	6	
书　　　号	ISBN 978-7-5189-3412-6	
定　　　价	39.00元	

曹采方教授 序 ◉

　　近两年，打开手机微信的朋友圈，时不时会看到《栾庆先话疗》。每段寥寥数百字，主题新颖吸引人，文字生动，视角独特，有精彩幽默的比喻，也有精辟独到的警句和思路。配上清晰的图片，一些珍贵的病例、亮眼的疗效就赫然呈现。每一期话疗能说明一个问题，令人印象深刻。因此常常得到网友的称誉，甚至还有来自国外同道的点赞和评论，已成为网上的一道风景线。我本人也是栾教授的粉丝之一。近日，喜闻科学技术文献出版社慧眼识珠，要将这些段子结集出版。我有幸先睹校样，更体会其内容之丰富生动，思维之精妙清新。

　　从书中丰富的内容里，我们看到栾教授长于自省和自审，善于思考和总结，以及严于自律的作风。书中不仅展示成功的病例，也展示治疗中有不足或失误的病例（龈下刮治后脓肿、手术中上颌窦穿透等），为的是提升自己并提醒读者。对于病因的追寻和疗效的长期观察（夜磨牙、牙胶尖助诊等）都是追求完美、不言放弃的体现。

　　没有说教和空论，我们却从书中看到一位以患者利益最大化为出发点、在治疗中尽心尽责、在交往中和蔼周到、与患者亦医亦友的医者形象，他理所当然地收获了被患者信任的莫大喜悦。这样一本好书，我愿向读者推荐，也期待第二集、第三集的不断出现。

笔者最近了解到，2015年第四次全国口腔健康流行病学调查的初步资料显示，我国居民从青少年到中、老年人群的牙周患病率（以牙龈出血为指标）都高于同年龄组的患龋率；中、老年人群的牙周健康率还不到10%！遗憾的是，相比十年前的第三次流调数据，并无显著的改善。但是我们坚信，牙周病是可以预防的，而且只要治疗及时和得当，大多数患者的病情是可以控制的，问题是需要切实的行动！需要全体口腔医学同仁（包括全科医师和专科医师），在"健康口腔，牙周护航"的旗帜下，共同努力，宣传公众、服务公众，为在下一次全国流调中拿出较为满意的资料而各尽所能，贡献力量！

曹采方

2018年1月

作者简介 ◆

栾庆先，男，主任医师，教授，博士研究生导师。现任北京大学口腔医院牙周科主任。1989 年毕业于北京大学口腔医学院，先后到日本朝日大学、香港大学、美国波士顿大学、美国华盛顿大学访问深造。具有近 30 年的临床工作经验和先进的诊疗理念，医疗专长为牙周疾病的诊断、系统治疗和综合治疗。

多次作为嘉宾参加中央电视台《健康之路》，北京电视台《养生堂》《健康北京》《我是大医生》等栏目的录制。作为项目负责人，承担首批国家临床重点专科建设项目、国家自然基金、首都医学发展科研基金（重点项目与联合攻关项目）、教育部留学回国人员科研启动基金等多项课题。主要研究方向是：侵袭型牙周炎易感性、干细胞与牙周组织再生、牙周炎与全身系统疾病的关系。

担任国家科学技术进步奖会评专家、国家医师资格考试试题开发专家委员会牙周专业副组长、国家卫生和计划生育委员会医管中心医疗管理服务指导专家、中国医师协会"全民健康促进活动"专家委员、国务院学位委员会口腔医学学

笔记

科评议组成员、中华口腔医学会牙周病学专业委员会常务委员、北京口腔医学会理事、北京口腔医学会牙周病专业委员会副主任委员、中国整形美容协会牙颌颜面美容分会副会长。担任全国《牙周病学》慕课第一主讲人，《牙周病就医指南》副主编，全国高等学校研究生规划教材《牙周病学》编委，《北京口腔医学》《中国实用口腔科杂志》等杂志编委。

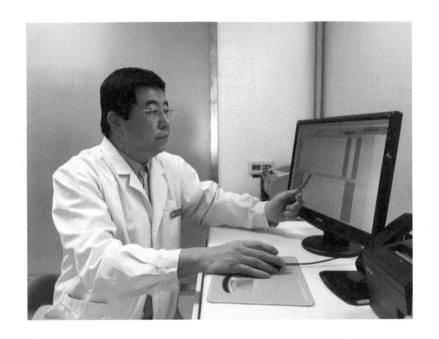

前　言

临床工作近 30 年，日复一日地行走在龈齿之间，既看到了许多"风景"，也慢慢地体验到了牙齿的骨肉分离之苦和丧失之痛。

由于我国重度牙周炎患者较多，牙周专业的医师每天几乎都要作出抉择。拔一颗患牙相对容易，留一颗真牙很难！任何一种治疗都是一把"双刃剑"，有弊有利，如何除弊兴利，需要仔细权衡和认真把握。牙周治疗是一份良心活，这份良心最终会体现在治疗的效果上。

睁大眼睛去发现问题，用心思考来权衡利弊，你会发现诊疗过程中时刻都充满了精彩。对于临床工作中的所见所闻、所思所想、所感所悟，从 2016 年开始有了记录下来的想法，为了分享，也为了记忆。

点点滴滴的积累成就了我对牙周治疗的信心，仔细阅读，从中您也会体味到北京大学口腔医院的一些治疗理念。60 余篇短文没有刻意的要求，让我的 2016—2018 年变得丰厚。

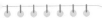
图片的加入增强了可读性，感谢章媛、刘亚云、文迪、师静的拍摄。

我国著名牙周病学大家曹采方教授是我走上牙周疾病诊疗之路的领路人，她亲自为本书作序对我是莫大的鞭策与鼓励。

中华口腔医学会提出了 2018—2020 年全国口腔医学学术年会的新主题为"健康口腔，牙周护航"。愿以此书为牙周年的开局增添一点新绿！

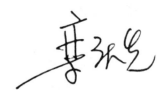

目　录 ⬡

1. 洁身自好 / 001

2. 当怀孕遇到牙周疾病 1：炎症 / 002

3. 史上最强的橡皮筋 / 003

4. 日常口腔卫生保健也是双刃剑 / 005

5. "患者有时看的不是病，看的是感觉" / 006

6. 转变患者的观念更重要 / 007

7. 常在河边走，尽量少湿鞋 / 008

8. 口腔卫生宣教的技巧 / 009

9. 找对病因，治疗才能少走弯路 / 010

10. 莫把切牙当磨牙 / 011

11. 亲眼见过的"8020" / 012

12. 贫血患者的牙周疾病诊疗 / 013

13. 隐匿的牙石 / 014

14. 疑惑的"骨井" / 015

15. 龈下刮治疼不疼？ / 017

16. 拔牙容易，留牙难 / 018

17. 探究患者主诉背后的故事 / 020

18. 耐人寻味的名字 / 021

19. 牙齿存留一念间 / 022

20. 牙龈为什么会痒？ / 024

21. 牙髓感染导致的牙槽骨吸收是可逆的 / 025

22. 这是真的：前牙移位导致后牙开𬌗 / 027

23. 急性坏死性龈炎之表现 / 028

24. 充填物侵犯生物学宽度 / 030

25. 洁治要从娃娃抓起 / 031

26. 少见的牙根外吸收 / 032

27. 沉重的牙石 / 034

28. 眼见不为实的 X 线片 / 035

29. 惊现艾滋病患者 / 036

30. 侵袭性牙周炎的家族聚集 / 037

31. 正畸对冠延长的需求 / 039

32. 守住科学性这条底线 / 040

33. 龈下刮治带来的牙周脓肿 / 041

34. 卷土重来的牙周肿胀 / 042

35. 设身处地，感受牙齿之殇 / 043

36. 陪伴是最深情的告白 / 044

37. 顽固的"牙周脓肿" / 045

38. 一根牙胶尖的价值 / 046

39. 医师和患者是共同体 / 047

40. 当心：牙周手术中的上颌窦黏膜贯通 / 049

41. 筷子的联想 / 051

42. 血小板低患者，洁治时的关切 / 053

笔记

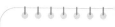

43. 种植体的洁治 / 054

44. 牙周炎与牙槽骨增生 / 056

45. 对你而言，附着龈是什么？ / 059

46. 传说中的补牙缝 / 060

47. 牙周炎外传 / 061

48. 修复对牙周的情谊 / 062

49. 拨开云雾 / 063

50. 没有最好 / 065

51. 结构即命运 / 066

52. 美观还是健康？ / 068

53. 让人欢喜让人忧的义齿 / 069

54. 牙床增生不可怕 / 070

55. 如何面对做烤瓷牙后出现的牙龈红肿 / 071

56. 当怀孕遇到牙周疾病 2：妊娠期龈瘤 / 073

57. 龈下刮治的作用 / 075

58. 少见的两个腭根 / 076

59. 拔与不拔是个问题 / 078

60. 岁月为证 / 080

61. "心口不一" / 084

笔记

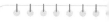

1. 洁身自好

　　中国人有春节前大扫除的习惯，希望以崭新的面貌迎接新的一年。今年有个可喜的现象，许多人在春节放假前，邀请亲朋好友来我科"洗牙"，也有一些人为了出国探亲、访友前来"洗牙"（图1）。

　　容貌和出身，我们无法改变，但我们可以让自己由里到外的干净。净是一种气质，净是一种尊严，净也是一种对他人的尊重。"净"字里有个"争"字，这说明它是需要争取的，需要付出努力的。

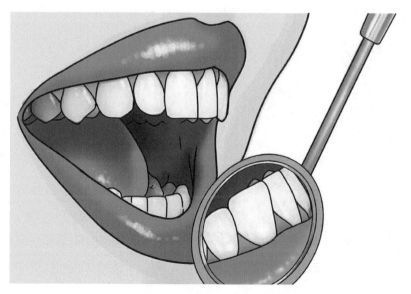

图 1　从里到外的干净，归洁其身而已矣

2. 当怀孕遇到牙周疾病 1：炎症

时间：2015 年 12 月 25 日

一位年轻女性因上前牙移位、出现间隙，牙床反复肿胀就诊。该症状导致患者心情一直不好，经常向家人抱怨与生小孩有关。实际上患者的症状是慢性牙周炎造成的，生小孩（怀孕）不是原因，只是加重因素罢了。经过牙周洁治和龈下刮治，患者牙床肿胀症状消失，心情大好。她说："我们全家都感谢您"。我想，最应该感谢我的是她那个还不会说话的孩子。

怀孕时，体内激素增加。假如牙周原来就有炎症，怀孕后会加重炎症，出现妊娠期龈炎，甚至妊娠期龈瘤（图 2）。

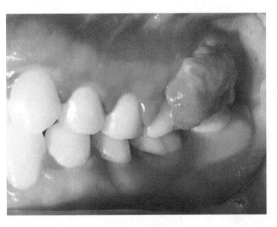

图 2　妊娠期龈瘤

假如怀孕前就已经患有牙周炎，怀孕后牙周组织破坏也会加重。因此，建议女性准备怀孕前应主动地到医院接受牙周的检查、治疗，怀孕期间要坚持认真、有效地刷牙。

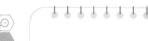
3. 史上最强的橡皮筋

时间：2016 年 1 月 12 日

本科下级医师转诊过来一名外地患者，牙床反复肿胀。外院 X 线片显示，右上前牙牙槽骨局部重度吸收（图 3）。

她辗转到多家医院诊治，被告知没有好的治疗方法。右上侧切牙根方处可见瘘管（图 4），仔细检查发现其内似有弹性物，追问病史，十年前有正畸矫治史，并确有正畸使用橡皮筋的经历。最后，滞留牙床内十年的橡皮筋被完整取出（图 5，图 6）。

作为医者，确实不能放过任何的蛛丝马迹，找到病因，治疗就成功了一半。今天遇到史上最强的橡皮筋！这是哪家的产品？！感叹之余，我不知道自己是应该高兴，还是应该悲凉。

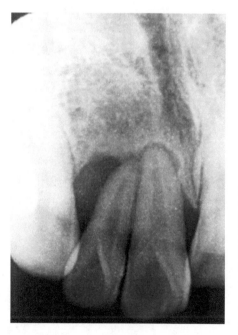

图 3　右上前牙重度骨吸收

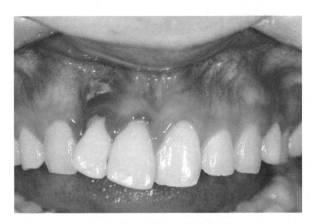

图 4　右上侧切牙根方瘘管

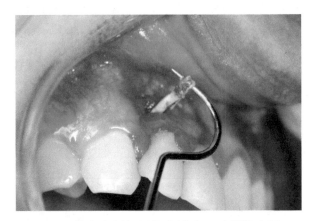

图 5　从右上侧切牙根方挑出正畸用橡皮圈

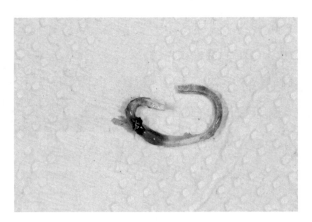

图 6　取出的橡皮圈

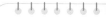

4.　日常口腔卫生保健也是双刃剑

时间：2016 年 1 月 19 日

患者主诉，牙床不适 2 个月。检查口腔卫生状况良好，牙龈无明显炎症。发现 4 颗牙齿龈缘存在切痕。追问病史，确有使用牙线的好习惯。但患者没有掌握正确的操作方法，导致牙龈自伤性损害（图 7）。

正确使用牙线的两个要点是：

1. 牙线呈字母"C"形，进入龈沟后要包裹根面。

2. 应上下移动牙线，而不是左右拉动牙线。

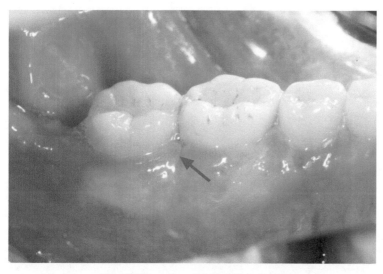

图 7　第一磨牙、第二磨牙牙龈上的牙线切痕

5. "患者有时看的不是病，看的是感觉"

时间：2016 年 2 月 2 日

为了保持牙周治疗的长期疗效，我们要求患者定期复查。有些老患者也已养成了定期复查的习惯，她们会定期联系我们，今天就遇到这样一位患者，考虑到经过几年的复查，她的病情很稳定。我委婉地劝说，挂我的专家号贵，以后挂普通号吧。她冲我微微一笑，"贵一点心里踏实"。

患者有时看的不是病，看的是感觉；看的不光是技术，还有态度。

笔记

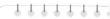

6. 转变患者的观念更重要

时间：2016 年 2 月 5 日

　　今天遇到一位重度牙周炎患者，经过仔细检查，建议多数牙齿拔除。患者拒绝了，显然患者接受不了缺牙的现实，尽管牙齿已无咀嚼功能，但至少也要有个心理上的安慰。奇怪的是让她接受治疗，也被拒绝了。她的理由是牙周龈下刮治可加重牙齿的松动，等牙齿全部掉光了，再镶假牙。对于认识上的误区，我做了耐心解释，但没有勉强患者。考虑到挂号的难度，建议她考虑好了想治，再联系我。

　　尽管我从来不缺患者，但依然期待她的回心转意。治病重要，转变民众的观念更重要，上述现象说明我们今后要走的路还很长！

7. 常在河边走，尽量少湿鞋

时间：2016 年 2 月 14 日

今天接诊大连来的一名 72 岁女性患者，主诉牙龈出血，夜间唾液呈褐色。牙龈出血多半是慢性牙周炎导致的，但老年人要格外关注全身系统疾病和服药情况。即刻查血初步排除了凝血障碍的问题。患者去年在当地被诊断为升主动脉瘤（内径 5.4 cm），建议观察。该病虽然与牙龈出血无关，但口腔科治疗可导致应激性血压升高，存在风险。建议到心内科咨询，患者坚持牙周治疗。测量血压：135/85 mmHg，并告知治疗可能带来的风险，让患者签字。转洁治，嘱治疗过程中若出现不适，立即终止治疗。

处处小心，才会安心。

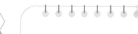

8. 口腔卫生宣教的技巧

时间：2016 年 2 月 16 日

春节前，一名 16 岁高中生因刷牙出血就诊，有鼻炎史和口呼吸习惯。临床检查前牙区牙龈红肿明显，由于探诊深度均小于 3 mm，在配合护士完成面对面宣教如何正确刷牙后，就转诊给洁治员了。但今天我还是预约他回来复诊，一是想看看治疗效果，二是看他菌斑控制效果怎样。男孩说治疗后出血现象消失了，检查发现牙面上还是有菌斑存留。为了加深印象，我给他做了菌斑染色，让他看看自己的刷牙效果和菌斑堆积的区域（图 8），男孩的关注度明显地发生了改变。

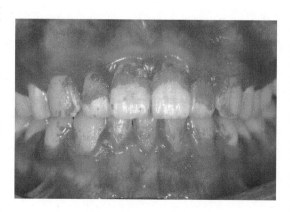

我无力诊疗全部的牙周炎患者，但希望经过我治疗过的患者病情和行为均有所改变。

图 8　前牙区菌斑染色显示牙面覆盖大量菌斑

9. 找对病因，治疗才能少走弯路

时间：2016 年 2 月 25 日

患者中年男性，主诉唾液中带血 1 年半，近来逐渐加重。曾就诊过呼吸科，排除了呼吸道疾病。患者吸烟，从未洗过牙。牙周探诊出血明显，因此由慢性牙周炎导致的可能性非常大。

回想起以往遇到的类似病例，有的患者为了寻找出血的原因甚至做了胸腔 CT（怀疑肺癌）、骨髓穿刺（怀疑白血病），走了许多弯路。由此可见，认识牙周炎的症状十分重要。

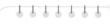

10. 莫把切牙当磨牙

时间：2016 年 2 月 26 日

　　一位语言学教授因牙齿缺失修复前要求牙周治疗。检查发现：上下磨牙已全部缺失，前牙松动Ⅱ～Ⅲ度。前牙松动固然有牙槽骨降低的因素，但主要的原因是前牙负担较重的结果。磨牙缺失后患者用前牙咀嚼，作为单根牙的前牙承受了过大的咬合力，所以，单凭牙齿动度来确认牙齿的存留，有时是值得商榷的。为了减少进一步的损伤，在进行前牙龈下刮治时，我一直用手扶持着牙齿，我跟他开玩笑说：我谁都不服，就扶牙。

11. 亲眼见过的 "8020"

时间：2016 年 3 月 8 日

单位同事的岳父来看牙，80 多岁，全牙列完整。我说，您真棒，您老已经达到了 8020 的标准，即 80 岁还有 20 颗具有功能的牙齿。老人说，"牙好特别重要，牙好身体才好。所以，我每年都来看牙"。我复习了一下大病例，还真是。

只有爱相随，才能长相守。人如此，牙也如此。

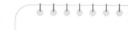

12. 贫血患者的牙周疾病诊疗

时间：2016 年 3 月 15 日

患者女性，中老年患者。修复要求牙冠延长术。有长期贫血史。术前常规查血，血红蛋白偏低。考虑到手术范围不大，征得患者同意，如期手术。术后 76 小时出现颜面肿胀、张口受限，患者面色苍白。临床检查术区局部压痛，口底抬高。请口外专家会诊，建议观察，全身用抗生素。1 周后，患者完全恢复了。

看来，贫血也是牙周治疗需要关注的一个问题。

13. 隐匿的牙石

时间：2016 年 3 月 22 日

患者自述一进医院，血压就升高。有一次血压飚升到 190/110 mmHg。今天预约来刮治，患者一进门就说遇到我感觉心里很踏实，一点也不紧张。即刻测量血压为 150/100 mmHg，看来信任也是一剂良药。安全起见，选择利多卡因进行局部麻醉，在左上第一磨牙颊侧刮除大量龈下牙石，我"夸"她太有内涵了。护士将大块龈下牙石拼成"哭脸"，留念（图 9）。

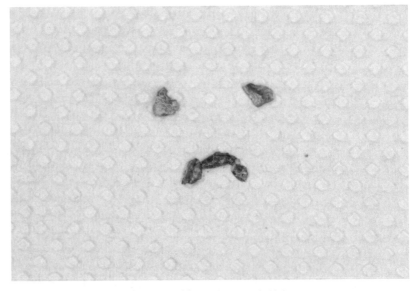

图 9　从左上第一磨牙颊侧取出的龈下牙石

笔记

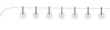

14. 疑惑的"骨井"

　　外地患者发现右上前牙区肿物半年就诊。检查右上尖牙，第一前磨牙侧龈缘瘤样增生物，临床印象为牙龈瘤。基础治疗3个月后复查，瘤样增生物大小没有多少改变，于是决定手术切除。尽管术前已交代术后复发的可能性，为了尽可能地降低复发概率，采取了牙龈切除结合翻瓣的术式。取下瘤体后（图10），开始彻底地清创，在瘤体的基底部感觉有个凹陷，随着清创的深入，竟发现一深达9 mm的"骨井"（图11），从医近30年，从未有如此经历。插入一粗大的牙胶尖，X线片显示指向右上第一前磨牙的近中根面1/2处（图12）。"骨井"可

能是瘘道，但牙龈瘤坐落在瘘道口上确实出乎意料。遗憾的是术前没有拍照，但庆幸做了翻瓣，对骨井内肉芽组织进行了彻底地清创。如果没有发现瘤体下的瘘道，复发是必然的。

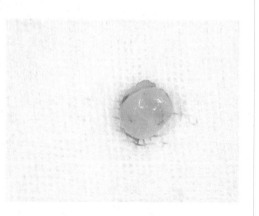

图10　手术切除的牙龈瘤

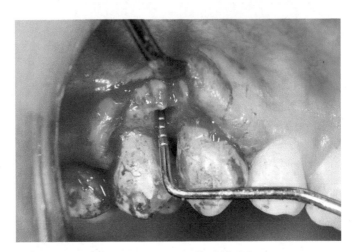

图 11　牙龈瘤下的"骨井"

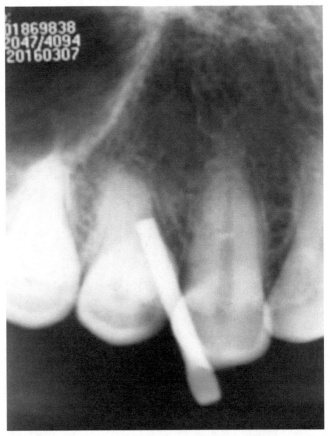

图 12　X 线片显示，"骨井"深达根侧

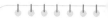
15. 龈下刮治疼不疼？

时间：2016 年 3 月 31 日

本来预约在上午十点半就诊的患者，早八点就堵在了诊室门口要求尽快接受治疗。所幸九点预约的患者没有来，就把她提前叫进了诊室。一落座，她向我提出了一系列问题，第一个问题就是："龈下刮治疼不疼？"

龈下刮治的不适由 3 个因素决定：

1. 患者的敏感性。

2. 患牙的严重程度。

3. 医师的操作手法。

我通常会将最不好的结果告诉患者。我回答："会疼，不过可以通过局部麻醉消除疼痛。"

患者："我只想刮治（症状）最重的牙齿。"

我："牙周疾病通常会累及全口牙，哪颗牙需要刮治要由检查结果决定，往往并非局限于主诉牙。如果您坚持只刮治症状最重的主诉牙，需要您签字。"

患者："你刮治能不能轻点？"

我："龈下牙石与根面结合非常牢固，我太温柔了，可能起不到龈下刮治的作用，我尽量轻点。"

16. 拔牙容易，留牙难

1 年前，一位朋友的右下第一磨牙被外院宣判了死刑。仔细检查，该牙松动Ⅱ度，近中骨吸收呈烧瓶状，达根尖部，牙髓电活力测定无反应。考虑到由牙髓炎症导致的骨吸收是可逆的，建议试留该牙。当时，进行了根管治疗和龈下刮治。要求 3 个月复查，从此便杳无音信。今年初因孩子的牙他又找我，问及他自己的牙，说很好。本以为治疗成功了，想留份资料，先复查根尖片发现近中根骨低密度影仍存在（图 13，图 14）。临床检查松动Ⅰ度，近中根溢脓（图 15），局限性牙周袋深达根尖（图 16）。拔牙容易，留牙难！下一步要再请牙体牙髓科会诊，确定进一步治疗方案。

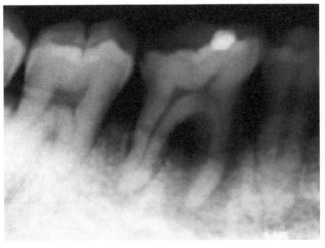

图 13　2014 年根尖区阴影

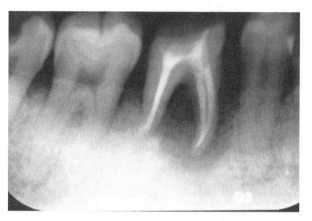

图 14　2016 年右下第一磨牙近中骨密度低

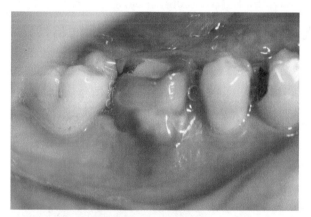

图 15　牙周袋溢脓

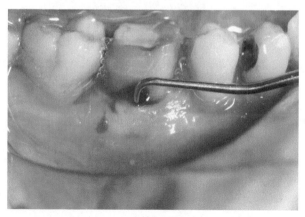

图 16　探诊深度深达根尖

17. 探究患者主诉背后的故事

时间：2016 年 4 月 26 日

上 2 周有一名男性患者主诉上前牙不适，但无自发痛和冷热痛，也无咀嚼痛，曾到多家医院治疗，一直效果不佳。检查上前牙存在间隙，松动并不明显，存在牙龈红肿和附着丧失等表现，于是诊断为慢性牙周炎。洁治后 19 日复诊，患者依旧强调前牙区不适，这引起我的注意，检查了咬合情况，并追加了根尖片检查（图 17），根尖片显示前牙根方，颌骨有低密度透影区，建议到颌面外科诊治，今天回访，患者已住院接受治疗。庆幸没有漏诊，仔细，再仔细一点，是多么重要。

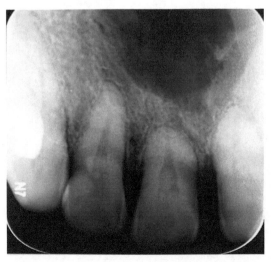

图 17　前牙区根方囊肿

18. 耐人寻味的名字

时间：2016 年 5 月 10 日

今天在门诊 C 楼接诊一名 60 岁男性患者，** 琴，怎么都感觉这是个女性的名字。由于院方要求实名就诊，尽管感觉有些冒犯，还是询问了患者。患者解释说，家里只有自己一个男孩，奶奶为了留住这个孙子，就取了一个女孩的名字。名字有时挺耐人寻味的。还有个患者谐音是"周围"，这是和我们牙周科最有缘的名字，因为牙周也是周围。竟然还有一位患者名字的谐音是"没牙"，我跟患者说：我知道你为什么缺牙了，患者猛然顿悟！

其实这只是笑谈，为了调节一下气氛。我的名字也经常被人叫错，栾庆生，栾庆光，最甚者被称为奕庆光，我只能一笑了之。

19. 牙齿存留一念间

时间：2016 年 5 月 20 日

今日初诊来的是一位青年人，身背行囊，一看就是排了一夜队。主诉下前牙肿胀、松动，外院建议拔除种植，找我是想确定下前牙的去留。检查下中切牙松动 I 度，邻面探诊深度 7 mm（图 18）。X 线片示见下前牙骨吸收达根长一半（图 19）。这样的牙要拔除，我找不出任何的依据。需要注意的是：牙龈肿胀严重时，特别有牙周脓肿存在时，探诊深度和动度都是不真实的。会误导我们的判断，应在消除急性炎症后再进行评价。当然，有一种观点认为牙槽骨吸收 1/2 以上就应该拔除，我认为过了。这位患者经过牙周基础治疗后效果很好。

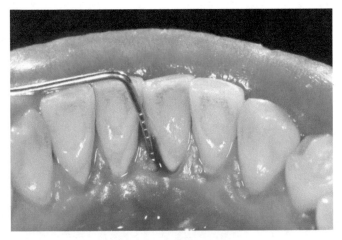

图 18　下前牙探诊

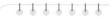

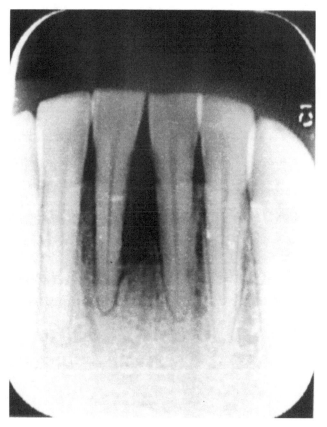

图 19 下前牙骨吸收达根长一半

20. 牙龈为什么会痒？

患者主诉下前牙发痒1年，影响了日常的生活。临床检查：前牙区深覆𬌗、深覆盖，下前牙牙间隙可见牙石堆积（图20），患者舌苔较厚（图21）。对患者进行洁治，1周后复查，洁治4天后，痒的症状消失。

为什么会痒？我科陈智滨老师曾从发痒的部位取样镜检发现阿米巴原虫，可能是其中原因之一。

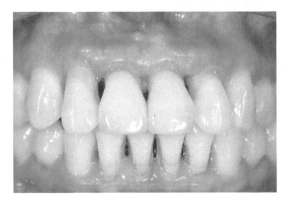

图 20　牙龈发痒

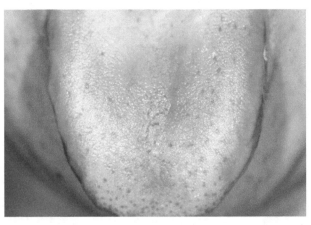

图 21　舌苔较厚

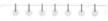
21. 牙髓感染导致的牙槽骨吸收是可逆的

时间：2016 年 6 月 30 日

牙髓感染导致的牙槽骨吸收是可逆的。下面的病例再次证明了这一点。

2015 年底，患者因右下第一磨牙肿胀就诊，临床可见第一磨牙颊侧牙周脓肿，根分叉处探诊深度 8 mm，初诊 X 线片显示：根分叉低密度影（图 22）。经过根管治疗和牙周基础治疗，3 个月复查，根分区骨密度明显增加，6 个月复查，根分叉病变几乎完全消失（图 23）。

该病例还说明：根分叉病变不完全是牙周疾病的专利。

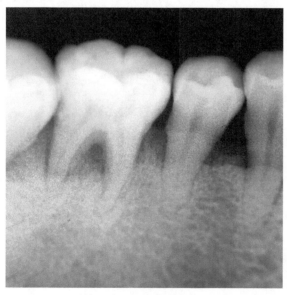

图 22　根分叉阴影

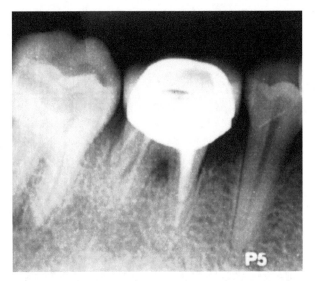

图 23　根管治疗后分叉阴影消失

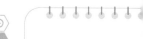

22. 这是真的：前牙移位导致后牙开𬌗

时间：2016 年 7 月 1 日

患者女，30 岁。发现前牙移位、后牙无法咬合 2 个月，说话也变得不利索。几年前的照片显示，上前牙比较整齐，并无后牙开𬌗的问题。检查：右上侧切牙下垂，该牙与下前牙形成反𬌗，导致早接触。

患者为侵袭型牙周炎，前牙移位导致后牙开𬌗（图 24）确实少见。当务之急是正畸科咨询，解除前牙区的早接触。

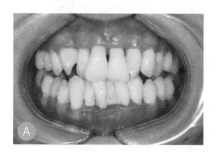 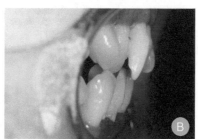

A. 正面　B. 侧面

图 24　牙周炎导致牙齿移位，前牙反𬌗，后牙开𬌗

23. 急性坏死性龈炎之表现

时间：2016 年 7 月 6 日

急性坏死性龈炎现在已很难遇到，今天偶遇 1 例。

临床典型特征为牙龈乳头坏死变平（图 25）。患者有 3 大主诉症状：自发出血、疼痛、口气重。精神紧张、压力大、经常熬夜者易患此病。初诊要去除大块牙石，3% 过氧化氢冲洗，必要时全身服用甲硝唑。该病预后良好，缺损的龈乳头可完全恢复（图 26）。

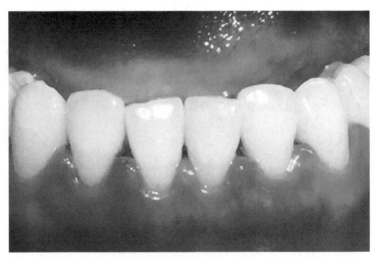

图 25　坏死性溃疡性龈炎牙龈乳头呈火山口样改变

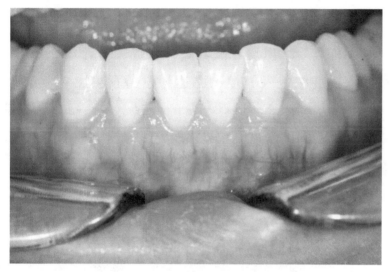

图 26　治疗后火山口样改变消失

24. 充填物侵犯生物学宽度

时间：2016 年 7 月 30 日

患者右上后牙出现牙龈乳头肿胀，曾有牙体充填史。X线片显示：近中银汞充填物已达牙槽嵴顶（图 27），即侵犯了生物学宽度，牙龈肿胀是其的表现之一。冠边缘侵犯生物学宽度的病例较常见，提请关注的是充填物也可侵犯生物学宽度。

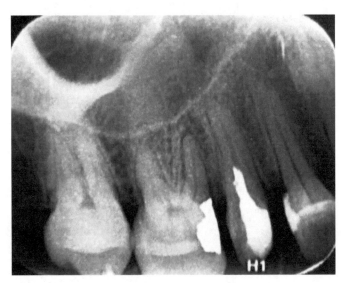

图 27　邻面充填物侵犯生物学宽度

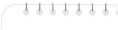
25. 洁治要从娃娃抓起

时间：2016 年 8 月 2 日

今天 C 楼出诊，接诊一名 11 岁的男孩。发现口腔内存在牙石（图 28），家长纠结于是否洗牙。《第三次全国口腔健康流行病学调查报告》显示，我国 12 岁儿童的牙石检出率已达 59%，说明这种情况并不少见，只是家长在意的不多。在我国有牙石后，12 岁的孩子能接受洁治者很少。我从业这么多年，第一次遇到 11 岁的孩子来挂号洗牙，这是一个好的现象。

我详细地向家长说明了洗牙的必要性，打消了家长对洗牙损害牙齿的疑虑。孩子顺利地接受了洁治。洁治从娃娃抓起很有必要！

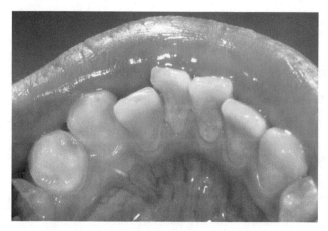

图 28　11 岁患者牙石情况

26. 少见的牙根外吸收

时间：2016 年 8 月 19 日

前几天，牙体牙髓科董艳梅教授请我会诊一位患者，该患者 2015 年 11 月出现右下后牙咀嚼不适。2016 年 2 月初于外院就诊，发现 3 颗牙出现牙根颈部外吸收。2 月中旬于另一家医院诊断 7 颗牙存在牙根外吸收。4 月份于我院就诊发现牙根外吸收、牙数进一步增加（图 29）。为了阻止病情的发展，牙体牙髓科考虑对吸收处尝试进行充填治疗，充填前须先行牙周翻瓣手术。为了准备牙周手术，术前进行洁治，导致 3 颗牙齿的牙冠出现了折断，断面被肉芽组织覆盖，病理学检查该处的肉芽组织为炎症性表现，并无特殊之处（图 30，图 31）。

牙周炎导致的硬组织牙槽骨的吸收比较常见，同样作为硬组织的牙根吸收却不多见。是什么启动了牙根的外吸收，值得探讨。

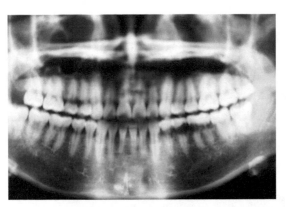

图 29　牙根外吸收

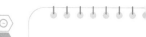
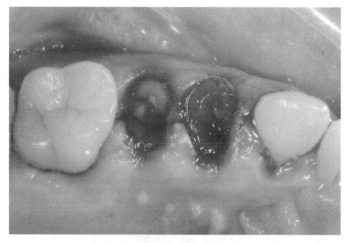

图 30　牙根外吸收导致牙冠折断，残根断
面上可见肉芽组织覆盖

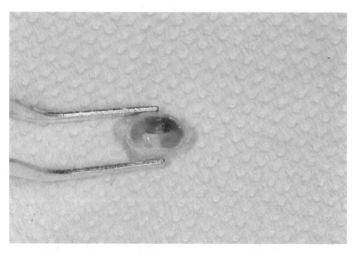

图 31　牙根外吸收导致的牙冠折断

27. 沉重的牙石

时间：2016 年 9 月 9 日

虽然并不少见，但还是被震撼了，也感受到了牙齿的沉重。牙齿呈"V"形移位，仿佛诉说着牙石的胜利（图 32，图 33）。

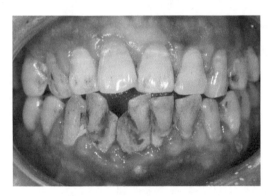

图 32　牙周炎导致牙齿移位

怎样才能走出由牙石构成的沙漠？首先，政府应该从政策上引导，习惯的建立也是需要制度约束的，正如酒驾。其次是配套相应的预防手段，这才是根本之道。

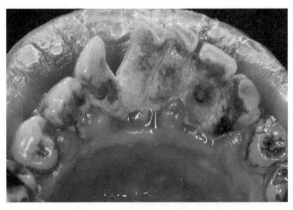

图 33　下牙舌侧大量牙石

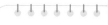
28. 眼见不为实的X线片

时间：2016 年 10 月 13 日

X线片可显示近远中牙槽骨的破坏，由于牙齿本身的重叠，颊舌侧的骨破坏很难在X线片上显示。

今天一位正畸矫正患者左上第二磨牙松动Ⅲ度，已出现牙髓炎症状。X线片显示骨破坏并不明显（图34），但腭侧探诊深度已达 13 mm（图35）。因此，判断牙周组织破坏需要将临床表现和X线片结合起来，加以综合判断。

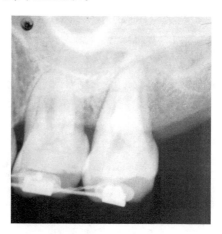

图34　X线片未见明显骨吸收

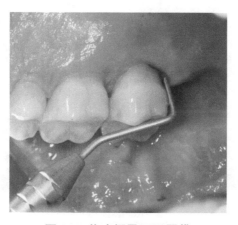

图35　临床探及深牙周袋

29. 惊现艾滋病患者

时间：2016 年 10 月 16 日

前几天哈尔滨医科大学附属第四医院的林江主任发来一份病历，艾滋病患者出现了大范围的牙龈坏死和上颌骨坏死（图36，图37）。我也从来没有见过类似的情况。经检索，文献上有艾滋病相关的急性带状疱疹病毒导致牙槽骨坏死和牙齿脱落的病历报告。昨日咨询有关专家给出了局部抗感染、全身抗病毒治疗的建议。

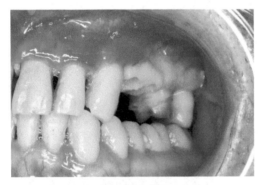

图 36　艾滋病导致牙槽骨坏死

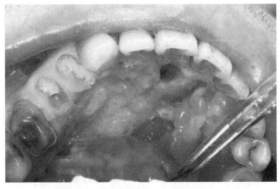

图 37　腭侧大面积骨坏死

30. 侵袭性牙周炎的家族聚集

时间：2016 年 10 月 22 日

前几天接诊了两位姐弟患者，姐姐 34 岁（图 38），弟弟 29 岁（图 39）。两个人的主诉均为牙齿移位、牙缝变大、牙齿松动。经临床检查最终确诊均为侵袭性牙周炎。

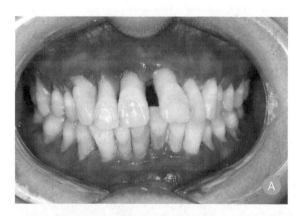

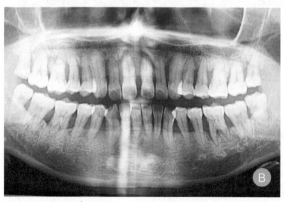

A.外观　B.影像学检查

图 38　侵袭性牙周炎（姐姐）

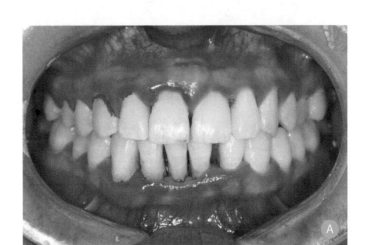

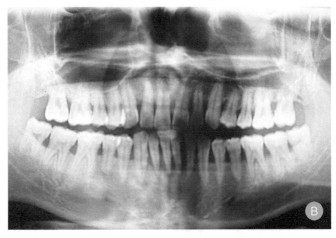

A. 外观　B. 影像学检查

图 39　侵袭性牙周炎（弟弟）

　　如何在该病早期诊断，如何在茫茫人海中筛选出少数的高危患者，一直是我们思考的问题。我们尝试从基因的角度入手，但情况非常复杂。目前，最现实可行的做法是从青少年开始接受定期检查，不要等到牙齿出现松动、移位才被逼无奈地就诊。拖到这个时候，付出的代价更大。

31. 正畸对冠延长的需求

时间：2016-11-22

以往冠延长多是修复专业的需求，今天为 1 例拟正畸矫治的 12 岁儿童做了冠延长手术（图 40）。由于临床冠短，不行牙冠延长手术很难放置带环或托槽。儿童临床冠短，多是萌出不足的问题，牙槽骨的去除要十分慎重。患儿开口度小，配合也是问题。本例手术达到了预期的效果（图 41）。

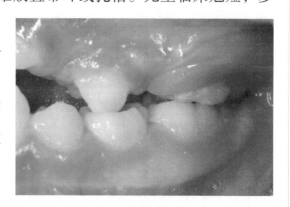

图 40　正畸需要冠延长

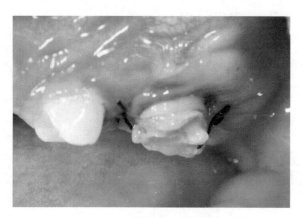

图 41　正畸需要冠延长术后

32. 守住科学性这条底线

时间：2016 年 11 月 25 日

前几天接诊一名 16 岁高中生，一直担心自己牙龈退缩（图 42）。临床检查并无太大问题。关注牙周健康是好事，但过度了恐怕另有缘由。细问家长，孩子学习成绩下降，饭量减小，担心牙龈退缩也许是压力的一种转移。

由此想到大众健康教育，强调疾病的严重性固然重要，但要避免给患者带来恐慌，比如牙周炎与全身疾病相关是群体研究得出的结论，我们尚不能明确地说某人的全身疾病就是牙周炎引起的，如果宣传不当，就会给某些敏感者以暗示，引起不必要的担心。吸引眼球是媒体追求的，作为专业人士要守住科学性这条底线。

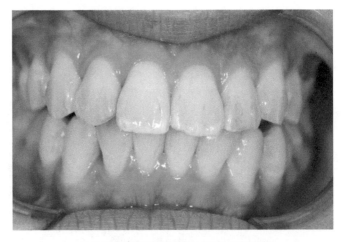

图 42　正畸后牙龈并无明显退缩

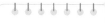

33. 龈下刮治带来的牙周脓肿

时间：2016 年 12 月 9 日

患者上前牙龈下深刮后移行沟处逐渐出现肿胀（图 43）1 周，伴上唇肿胀（图 44）。牙髓电活力值 14，对照牙 8，应该诊断为牙周脓肿。回顾龈下刮治前牙周检查，深牙周袋比较局限。龈下深刮后出现牙周脓肿，可能的原因是龈下刮治后牙周袋口炎症消除，封闭了炎症引流的通路，再加之该患者有糖尿病病史，虽然

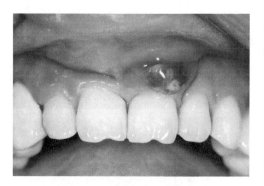

图 43　龈下刮治后出现牙周脓肿，移行沟变浅

患者在龈下刮治前血糖控制在了正常水平。有时候龈下刮治操作不当，将牙石推向根方，也会出现牙周脓肿。

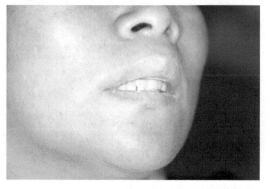

图 44　龈下刮治后出现牙周脓肿伴上唇肿胀

34. 卷土重来的牙周肿胀

时间: 2016 年 12 月 15 日

今天接到一条短信，是我 3 个月前看过的患者发来的，说他牙床又肿了（图 45）。当初，我建议他手术治疗，消除左上第一磨牙的根分叉病变，但被他拒绝了。当时我曾对他说过，用不了多久你还会回来。之所以这么肯定，是因为根分叉的菌斑是无法进行自我控制的，当龈下菌斑积累到一定的量，牙周肿胀就会卷土重来。

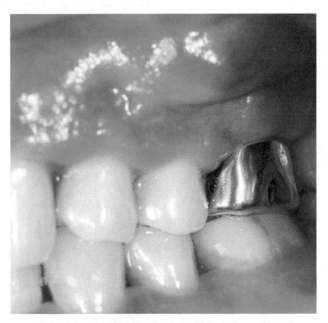

图 45　反复的牙周肿胀

35. 设身处地，感受牙齿之殇

时间：2016 年 12 月 31 日

2016 年注定要在雾霾中隐去了。前几日北京甚至发布了雾霾红色预警，从否认雾霾的存在到积极预警，这是一种进步。

生命所系，所以人们就格外关注。躲在室内，望着窗外的雾霾，似乎有了牙齿的体验。从 6 岁起陆续萌出，默默地经历苦、辣、酸、甜、涩，承受菌斑的包围和牙石的压迫。再坚强的牙齿，也会随着岁月的增长飘落在风中。

什么时候人们才会关注口腔的污染，并发布口腔的红色预警？！人们往往容易关注外在，时刻在努力地看清世界，却忽视了审视自己。洁身才能自好。

笔记

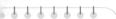

36. 陪伴是最深情的告白

时间：2017 年 1 月 2 日

年底前一位跟随我 24 年的患者又如期而至。从 1993 年至今，他本人由一名研究生变为了孩子已上大学的父亲，我由一名住院医师变成了主任医师。当年他被诊断为侵袭性牙周炎，多颗牙齿曾被建议拔除，由于他的坚持，也由于我的坚守，他至今仅脱落了 1 颗牙齿。该患者的治疗结果坚定了我对牙周治疗的信心，也让我明白医学是没有绝对的，患者认可的尝试也许会有奇迹。我们相约 30 年、40 年，有牙齿的陪伴，生命才会有滋有味。

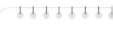

37. 顽固的"牙周脓肿"

时间：2017 年 2 月 2 日

前几天患者家属从外地来找我，述说其母亲上前牙在当地被诊断为"牙周脓肿"，经过多名当地医师的局部冲洗，全身应用抗生素，激光治疗，甚至拔除患牙后症状均未缓解。拔除牙齿，尤其是上颌牙齿，拔牙创开口向下，引流会很充分，"脓肿"不消，不合常理，只能考虑其他疾病的可能。看了照片上患者局部的牙龈表现（图 46），我建议去颌面外科诊治，过几天传来消息，患者被颌面外科诊断为颌骨的骨髓炎，局部进行了清创处理。

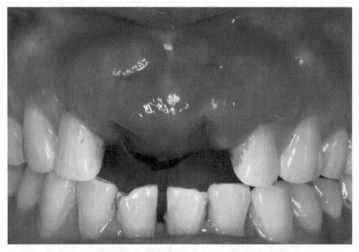

图 46　颌骨骨髓炎的牙龈表现

38. 一根牙胶尖的价值

时间：2017 年 2 月 11 日

对于出现在牙龈上的瘘管，一根牙胶尖的诊断作用往往不容忽视。患者曾在外院经过根管治疗，牙周治疗后症状仍存在。拍了 CT 也未发现原因，最后的结论是建议拔除患牙。我接诊后发现右上第一磨牙颊侧根方存在瘘管，该牙的牙周袋与之并不相通。由瘘管插入牙胶尖拍根尖片示：该牙根充影像，牙胶尖指向腭根尖（图 47）。因此建议到牙体牙髓科诊治。知道从哪里来，才懂得向何方去。

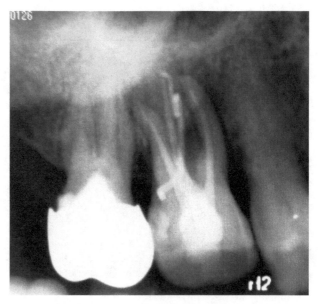

图 47　牙胶尖指向牙龈瘘管的来源

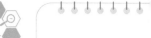

39. 医师和患者是共同体

时间：2017 年 2 月 24 日

上午出诊，前面那位患者笑咪咪地来到我的椅旁。第一句话：牙床瘘管消失了（图 48）。总院的牙体牙髓科经过再次 CT 检查发现近中颊根存在未治疗的第二个根管（MB2），再次进入并完成了根充（图 49）。庆幸自己诊断的方向没有错，但病因并不是来自我认为的腭根。感谢牙体牙髓科医师的仔细检查和准确判断，感谢患者的坚持和对风险的承担，没有这两点便不会有此结果。事实上，患者让其他科的牙体专家看过，被告知无法治疗。另外，假如患者不愿意承担风险，医师恐怕也不敢尝试。

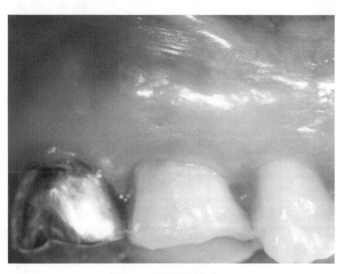

图 48　牙龈瘘管消失

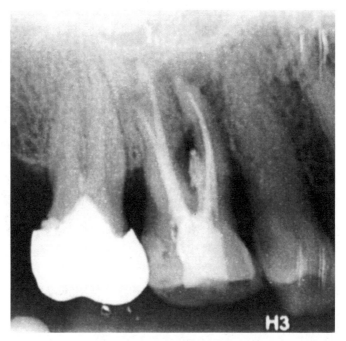

图 49　再次根充影像

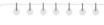
40. 当心：牙周手术中的上颌窦黏膜贯通

时间：2017 年 3 月 17 日

右上后牙行植骨术后第 7 天患者复查。患者述说术后第 3 天开始出现发烧症状，鼻腔流出脓性分泌物，服用抗生素后，变少量水样分泌物。擤鼻时，感觉术区不适。嘱减少擤鼻动作，继续抗感染处理，观察。2 周后复诊，局部伤口愈合良好，所有不适症状消失。

回忆手术过程：该患者右上第二磨牙颊侧环形骨吸收达根尖，刮除局部肉芽组织时感觉根方已无骨质，似乎触及到了上颌窦黏膜（图 50）。关注上颌窦底的位置，不但是种植的需要，有时也是牙周手术的需要。尽管患者术前有根尖片（图 51），但由于组织重叠，不能提供充分的信息。必要时，拍摄局部 CT 将有助于诊断。对于怀疑上颌窦底骨质已不存在者，清创时要小心，防止上颌窦黏膜的贯通。

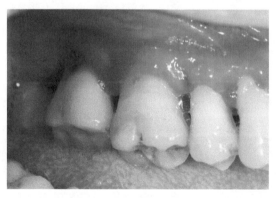

图 50　右上第二磨牙临床观

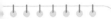
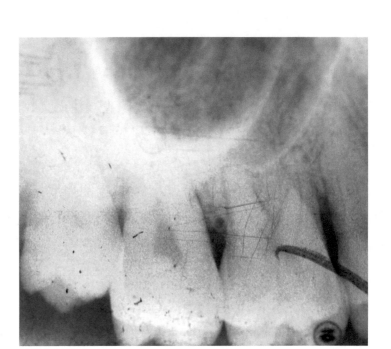

图 51　X 线片示右上第二磨牙在上颌窦底的上方

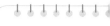
41. 筷子的联想

时间：2017 年 4 月 24 日

最近在一次聚餐中，筷子让许多人闹了笑话，拿起来用后才发现少了点什么。原来筷子设计由两段组成，一次性使用的筷子头要自己加上，这是"一次性的筷子头（图 52，图 53，图 54）"，不经意的一句话让我想到了超声洁牙机的工作头。没办法，职业病又犯了。于是赶紧拿起相机拍下图片，下次讲超声洁治一定用上。要想课讲得有吸引力，就必须把专业的知识变为现实的生活。从前将树干上的苔藓比作"牙菌斑"，今天又从筷子联想到了超声洁治工作尖。

只要你留意，生活中会处处有惊喜。

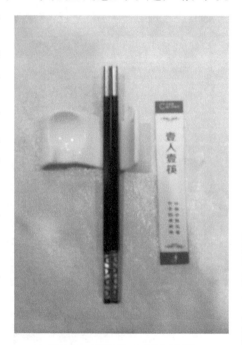

图 52 可更换尖端的筷子

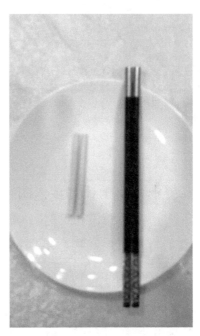

图 53　筷子柄和筷子头

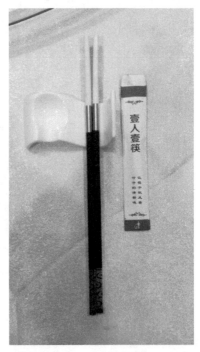

图 54　安装好筷子头的整体观

42. 血小板低患者，洁治时的关切

时间：2017 年 5 月 3 日

药物引起的牙龈肥大，在临床中我们经常能遇到。环孢素是导致药物性牙龈增生的三大药物之一，器官移植时该药被用来抑制免疫排斥反应。

今天遇到一位患者服用环孢素却是为了治疗血小板降低。服药后血小板值恢复了，但牙龈增生出现了（图 55）。为了安全起见，牙周治疗前我坚持让患者复查血常规，因为血小板低，牙周治疗存在牙龈出血不止的风险。患者虽有点不情愿，但最后还是同意了。

1 周后，查血结果显示，血小板为 12 万。在安排洁治师洁治前，我给出如下建议：先行 1~2 颗牙的洁治，若有出血不止的情况，立即停止治疗。

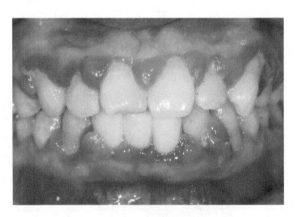

图 55　药物性牙龈增生伴血小板减低

43. 种植体的洁治

时间：2017 年 5 月 21 日

种植时很多医师只关注牙槽骨的量，而忽视软组织的情况。

今天遇到一位患者的种植体颊侧就缺乏附着龈，表现为牵拉口角时种植体周围的牙龈随着牵拉而移动，其结果是局部菌斑易堆积，而且炎症易向根方扩展。对于这类患者，建议缩短维护治疗间隔期，当然种植体的洁治需要特殊的超声洁治头，其不会在种植体或基台表面产生划痕，避免加速菌斑的堆积，今天试用了一种种植体超声工作头，效果不错（图 56，图 57，图 58，图 59）。为避免广告的嫌疑，不报其品牌。

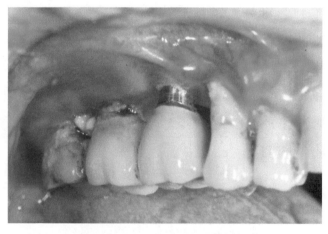

图 56　种植体颊侧缺少附着龈

笔记

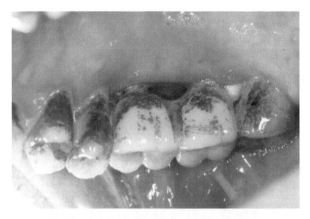

图 57　种植修复体表面大量色素沉积

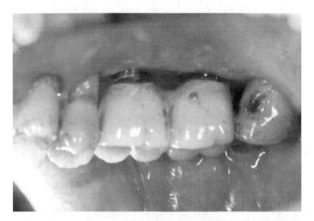

图 58　特殊器械洁治后

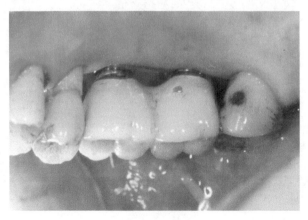

图 59　抛光后

44. 牙周炎与牙槽骨增生

时间：2017 年 5 月 27 日

牙周炎不但可导致牙槽骨的吸收，还可导致牙槽骨的增生。今天的手术所见就非常典型：左上第一磨牙腭侧牙槽骨呈明显平台状增生。牙周专业医师对于去骨都是很谨慎的，对于修整下来的骨如何再利用也很关注。根据患者的实际情况，术中临时调整了治疗计划：由单纯骨成型改为骨成型加植骨。为了采集增生骨，采用咬骨钳去骨的方式，随后用涡轮球钻进行了骨修整。用骨磨对自体骨粉碎后植入了该患者左上第一磨牙颊侧为Ⅱ度根分叉病变区域（图 60~图 66）。

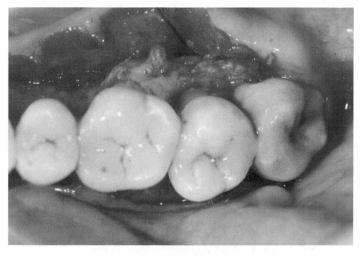

图 60 骨质增生

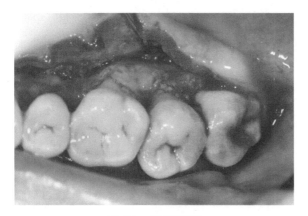

图 61　骨修整后

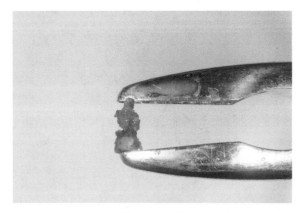

图 62　取骨

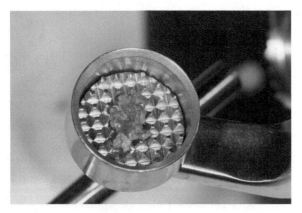

图 63　粉碎

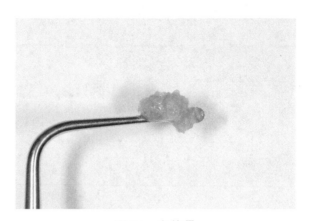

图 64 自体骨

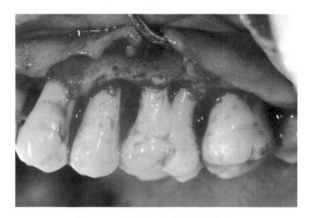

图 65 颊侧Ⅱ度根分叉病变

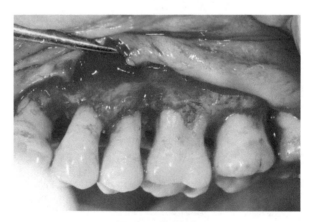

图 66 植骨后

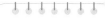

45. 对你而言，附着龈是什么？

时间：2017 年 5 月 30 日

患者右下第一前磨牙颊侧附着龈宽度仅有 1 mm，拟行附着龈增宽术前要告知手术的目的。可是如何向患者解释"附着龈"还真有点难度。当时我身穿罩衣，手戴橡胶手套，灵机一动，我举起了胳膊对患者说：你看我的拳头就好比是牙冠，胳膊是牙根，罩衣袖子的紧口部分就是附着龈，它紧密附着于根面，不能移动，具有密闭的作用（图 67）。如果附着龈缺失不利于牙齿的健康。手术的目的就是要增加附着龈宽度。

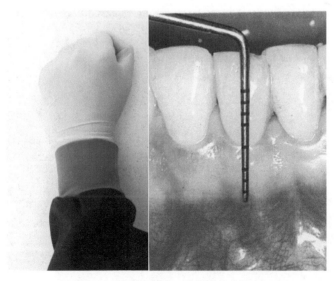

图 67　罩衣袖子紧口处相当于附着龈

46. 传说中的补牙缝

时间：2017 年 6 月 16 日

江湖上有补牙缝的传说，今天终于一睹真容。

患者主诉刷牙出血，咀嚼无力，面包都要用水泡后才能吃。检查：双侧后牙均有不同程度的松动。左上第三磨牙下垂，第二磨牙、第三磨牙间可见松动的充填物（图 68）。充填后食物嵌塞消失了，但这类充填物可导致菌斑的滞留，而且清除起来非常困难，结局是继发龋或加重牙周组织破坏，最终是牙齿的丧失。

对于牙缝的"堵与疏"，我们认为还是保留牙缝的疏通为好。该患者拔除下垂的第三磨牙是最好的选择。

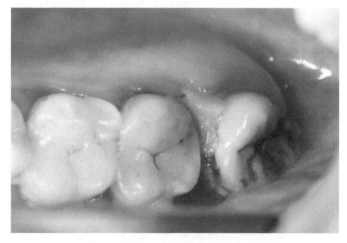

图 68　充填牙缝

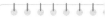

47. 牙周炎外传

时间：2017 年 7 月 20 日

牙周炎是一名真正的隐者（图 69），它从远古走来，隐匿于市井之间，行事低调而不张扬。在无声无息中，引发了许多流血事件，斩落无数牙齿。为了躲避人们的追杀，它在江湖中散布了很多的话题："牙痛不是病""刷牙出血是由于缺乏维生素 C""洗牙有害""牙龈肿胀是上火的缘故""老掉牙"……它偶露峥嵘，转瞬即逝，被许多人所忽视。它有滴水穿石的韧劲，日复一日，年复一年，当人们有所感知时，牙齿已如临深渊、摇摇欲坠。从另一个角度说，它又是一名新陈代谢的使者，通过自己的方式，来拆解躯体，让人们回归自然。

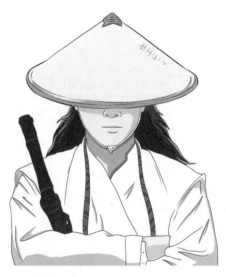

图 69 真正的隐者，是大隐于世

48. 修复对牙周的情谊

时间：2017 年 8 月 2 日

为了适应强大的咀嚼力，磨牙演化为多根牙。然而，任何事物都有矛盾的两面，多根牙固然增加了牙齿的稳固性，但也带来了根分叉病变这一难题。在种植辉煌的今天，根分叉病变已成为许多牙齿拔除的说辞。孰不知种植体也有根分叉，暴露的种植体螺纹难道不是根分叉？！种植体的根分叉比天然的根分叉更难处理。可怕的不是根分叉，而是牙菌斑，因为根分叉只不过是增加菌斑控制的难度而已。

今天看到一位患者后牙根分叉区的冠修复，眼前一亮，也莫名地产生一丝感动。该牙的烤瓷冠依据根分叉外形（图 70）

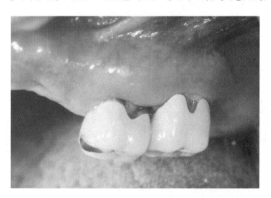

而行，避免了菌斑在根分叉区的聚集，也为菌斑控制创造了条件，但这样的冠修复无疑增加修复专业的难度。为修复专业对牙周组织的关注和尊重点赞。

图 70　依根分叉外形进行的冠修复

49. 拨开云雾

时间：2017 年 8 月 20 日

前几天，本院同事介绍来一位左下后牙不适的患者。患者主诉左侧阻生齿拔除后，出现左下后牙发胀，否认夜磨牙史，已在我院牙体牙髓科排除牙体、牙髓疾患。该问题已让患者闹心半年，寝食难安，在其他医院辗转多次，终不得解决。

临床检查：左下后牙不松动，阻生齿拔牙窝愈合良好。该区上下牙齿深覆盖（图 71）。探诊深度 3~5 mm。局部牙周基础治疗，2 天后即回，自诉原有症状未缓解，又增加冷热不适的症状。冷热不适是牙周治疗的结果，看来原因没有找对，追问病史，患者所谓的发胀是牙齿有浮起感。询问其家人再次否认夜磨牙。

检查：牙齿咬合面重度磨耗（图 72），有咬合早接触点，进行少量调合，担心调合过多，出现敏感症状。1 天后电话随访，症状未缓解。患者又回，再次问诊，自诉症状在打高尔夫球后加重，吃冰棍或喝酒后缓解。

我越来越感觉患者的症状是夜磨牙导致牙周膜水肿的结果，所有的现象据此都有合理的解释：阻生牙拔除后，其分担的作用消失，可能加重了夜磨牙对剩余牙齿的力量，于是症状出现。夜磨牙异常的力量导致牙周膜水肿，牙齿出现浮

笔记

起感，引起患者不适。进食冰棍，由于热胀冷缩的原理，症状可缓解。打高尔夫球会常伴有咬紧牙的动作，因此会加重病情。夜磨牙与精神紧张有关，喝酒会放松心情，症状缓解。于是我建议患者睡眠时用上手段，用手机录音。第 2 天即传回消息，夜晚磨牙，声音很大。

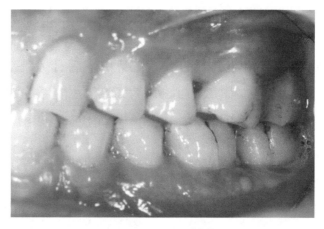

图 71　后牙深覆盖

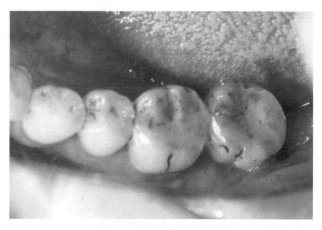

图 72　后𬌗面重度磨耗

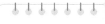
50. 没有最好

时间：2017 年 8 月 26 日

人类的进化既带来了进步，也带来了烦恼。失去尾巴是进步，阻生智齿是烦恼。

第三磨牙（智齿）与第二磨牙的关系有多种，最近见到的是第三磨牙位于第二磨牙远中根的根方，但根尖片反映不出两者间的关系，也许是擦肩而过。之前由于没有症状，所以建议观察。但患者最近出现自发痛和放射耳后区疼痛，推测第三磨牙压迫第二磨牙远中根出现牙根外吸收，导致了牙髓的症状。那么，问题来了：拔第三磨牙还是第二磨牙？拔第三磨牙创伤大，有伤及神经的风险，且如果第二磨牙有牙根外吸收，预后也差。拔第二磨牙，第三磨牙会继续萌出，但若要替代第二磨牙的位置，尚需正畸的配合。看来首先要拍 CT 明确第二磨牙远中根的情况了（图 73）。

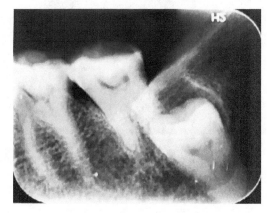

图 73　阻生牙位于第二磨牙
远中根根方

51. 结构即命运

时间：2017 年 8 月 31 日

　　患者主诉左下后牙不敢咀嚼。临床检查松动Ⅱ度，舌侧根分叉区探诊深度 8 mm，根分叉病变Ⅱ度。X 线片显示该牙根充影像，双根聚拢，根周骨密度低，牙槽骨高度无明显降低（图 74）。该牙曾有多次龈下刮治史。建议患者再次牙周系统治疗，患者拒绝。

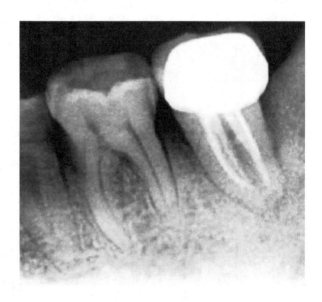

图 74　根周围骨密度降低，骨高度无明显改变

　　几日后，患者拿来拔除的牙齿，左下第二磨牙为融合根，舌侧出现类似畸形舌侧沟样的结构，该结构导致菌斑很难控

制（图 75）。

拔牙是明智之举。牙齿的结构决定牙齿的命运。

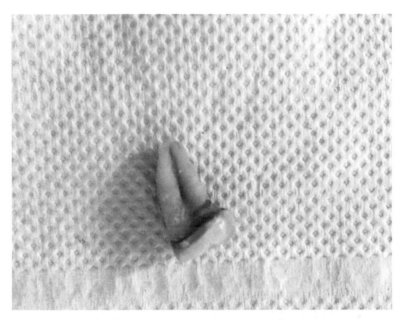

图 75　根融合，舌侧类似畸形舌侧沟

52. 美观还是健康？

时间：2017 年 9 月 7 日

前牙以种植体为基牙的桥体修复，修复专业更关注美观，所以往往要关闭牙间隙。从牙周专业来看，更愿意保留牙间隙，因为这样有利于菌斑的控制。健康比美更重要。

如何清除关闭牙间隙桥体下的菌斑？恐怕要借助特殊设计的牙线（图 76，图 77），其特点为一端较硬，可引导牙线穿过间隙。把菌斑控制做到极至，是牙龈健康的重要保证。

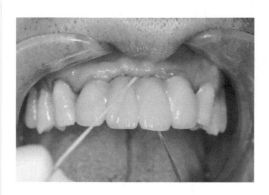

图 76　牙线清洁修复体

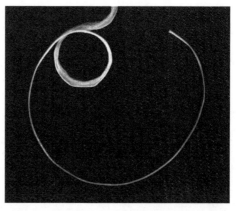

图 77　特殊牙线

53. 让人欢喜让人忧的义齿

时间：2017 年 10 月 30 日

　　最近会诊一名无牙颌患者，想解决牙床增生的问题，患者行上颌全口义齿修复。临床检查发现，患者的移行沟异常的加深，与患者的义齿边缘相吻合。也许是为了增加上颌全口的义齿固位，而延伸了义齿的边缘，结果人为地加深了前庭沟（图 78）。

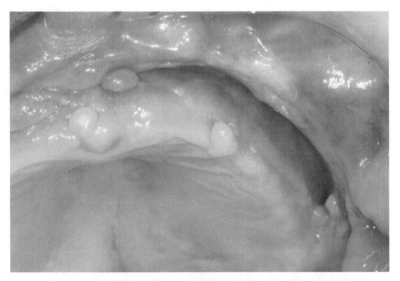

图 78　全口义齿导致的前庭沟加深

54. 牙床增生不可怕

时间：2017 年 11 月 5 日

本周末接诊一位保定来的患者，据说排了一夜队。其主诉是下前牙牙床突起，而且有蔓延到上颌的趋势。于当地口腔科就诊后，建议到大医院治疗。

检查：下前牙拥挤，唇侧牙槽骨隆起，触之较硬。这是非常明显的牙槽骨增生（图 79），是牙槽骨对咬合力的一种代偿性反应，通常不必做任何处理。如果缺牙区存在增生，影响活动义齿的就位，可手术去除。如果是种植修复，有时这种局部增生还是提供自体骨的一个来源。这种增生可出现在唇侧，也可出现在舌侧。该情况，不少患者误认为长了什么东西可以理解，但口腔专业人员应该对此有正确的判断，不要误导患者。

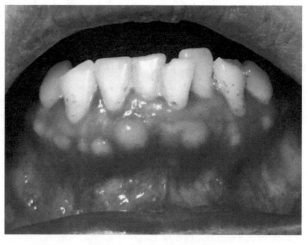

图 79　牙槽骨骨质增生

55. 如何面对做烤瓷牙后出现的牙龈红肿

时间：2017 年 12 月 1 日

患者早年间因牙齿不齐在外地行上前牙烤瓷修复，近 2 年来上前牙出现牙龈红肿。尽管告知患者牙周基础治疗解决不了牙龈红肿的问题，但患者仍坚持尝试。结果是牙周认真洁治后 2 周，牙龈红肿（图 80）依旧存在。

这是一个老生常谈的话题，导致烤瓷牙周围牙龈红肿的原因是烤瓷冠边缘侵犯了生物学宽度，有 X 线片为证：该患者冠的边缘与牙槽骨间缺乏有效的距离（图 81）。

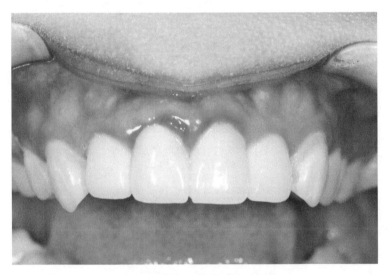

图 80　烤瓷冠边缘牙龈红肿

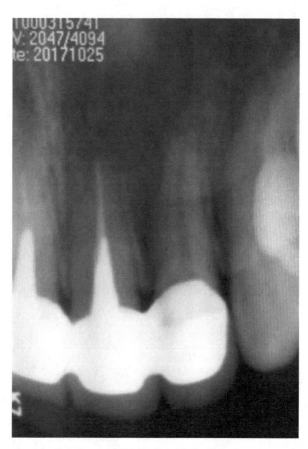

图 81　烤瓷冠侵犯生物学宽度

56. 当怀孕遇到牙周疾病 2：妊娠期龈瘤

时间：2017 年 12 月 22 日

前几天参加研究生的病例报告，一帆同学展示了妊娠期龈瘤治疗前后对比的图片（图 82，图 83），效果令人印象深刻。该病例再次说明牙周基础治疗的有效性和学会等待的必要性。

对于出现妊娠期龈瘤的女性，应重点询问妊娠期间是否刷牙、血糖是否偏高。治疗应以基础治疗为主，若基础治疗后瘤体仍妨碍咬合，可考虑手术，但应在妊娠 4~6 个月的安全期内。保险起见，手术最好在妊娠后进行。对于妊娠期龈炎或龈瘤最重要的是做好预防工作，强调怀孕前接受牙周的检查和治疗。

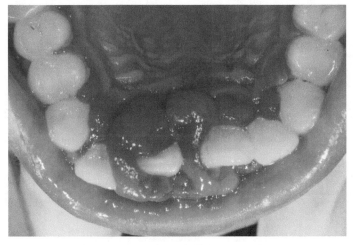

图 82　妊娠瘤治疗前

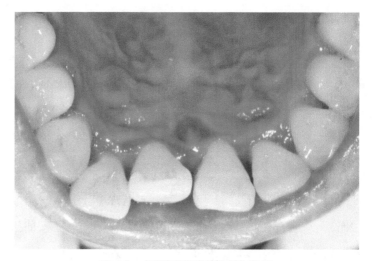

图 83　妊娠瘤牙周基础治疗后

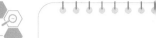
57. 龈下刮治的作用

时间：2018 年 1 月 1 日

龈下刮治通常是要分次完成的。前几天患者后牙龈下刮治后再来刮治前牙，临床检查后发现：刮治后的后牙区牙龈水肿明显减轻，牙龈变得致密，而前牙区牙龈缘和牙龈乳头水肿明显，后牙区和前牙区牙龈表现存在较明显的差异（图 84），该病例说明对于中、重度牙周炎患者龈下刮治的作用和效果。

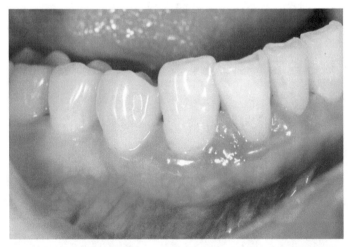

图 84　刮治与否的效果：后牙区牙龈水肿减轻，前牙区依旧水肿

在新的一年，我们还是通过到位的工作，送走炎症，迎接健康！

58. 少见的两个腭根

时间：2018 年 1 月 12 日

今天手术中第一次见到上颌磨牙有两个腭根，这意味着该牙有四个根分叉开口，并且颊舌侧的根分叉已经贯通（图 85），复习该牙的根尖片，根分叉区低密度影像（图 86），并未显示腭根的相关信息，该牙最终暴露了根分叉区，以便于菌斑控制。该患者术中还有另外的发现：右下第一磨牙近中根因外吸收而变短，周围环形骨吸收（图 87）。X 线片同样没有牙根外吸收的表现（图 88）。

该牙建议行根管治疗后，考虑截根手术。

上述两种情况都比较少见，遇到了也要应对。

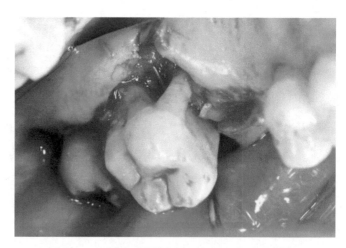

图 85　上颌磨牙腭侧有两个根，根分叉贯通

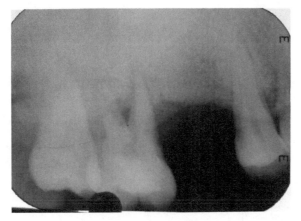

图 86　上颌磨牙根分叉低密度影像

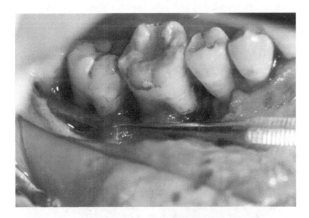

图 87　牙根外吸收

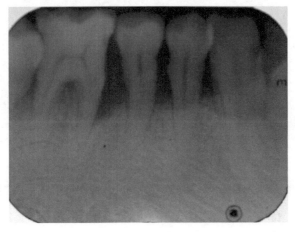

图 88　X 线片没有牙根外吸收的表现

59. 拔与不拔是个问题

时间：2018 年 1 月 27 日

一位生活在国外 41 岁（1977 年出生）的朋友给我发来咨询微信，内容如下。

请教牙科专家：我的牙周炎比较严重，引起牙龈萎缩和牙骨腐蚀，现在出现左右两侧的上下后牙松动，斯国的医生看过 X 光片（图 89），建议我全口拔牙，如果现在不拔，牙齿也会在 1 ~ 2 年后全部出现问题，现在拔掉牙骨还可以用于种牙，如果等以后拔牙，问题会更严重，连种牙难度都大了。

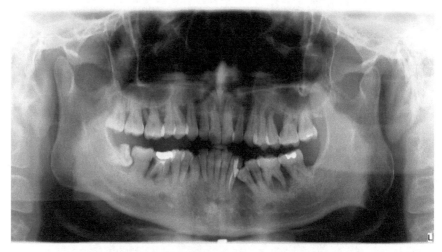

图 89　该患者的口腔全景曲面断层片

全口拔牙后的治疗方案是：在上牙槽种 4 颗牙柱子，下牙槽 2 颗（即 Zest Locator System），然后在做全口牙套。

"如果现在不拔，牙齿也会在 1 ~ 2 年后全部出现问题，现在拔掉牙骨还可以用于种牙，如果等以后拔牙，问题会更严重，连种牙难度都大了"，这位患者得到的信息是当下非常流行的理念，也正是这种理念导致了大量牙齿的拔除。有两点必须明确，牙周疾病在医患的共同努力下是可以控制的，种植并不能免除患者在维护健康中的责任。

如果我接诊这名患者，我还会给他另一种选择，即尽可能保留天然牙齿。至于具体的治疗方案还要结合详细的临床检查。

笔记

60. 岁月为证

时间：2018 年 2 月 8 日

经过近 1 年的治疗，终于见到最后的结果，当然，还要观察下去。以下列取诊疗过程。

2017 年 2 月

一位 80 后患者因左下后牙肿痛就诊。检查：左下第一磨牙颊侧牙周肿胀（图 90），牙髓电活力测无反应，X 线示：根分叉阴影（图 91）。诊断为牙周 – 牙髓联合病变。

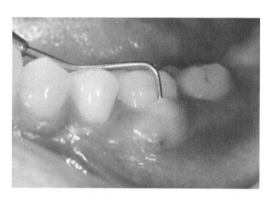

图 90 左下第一磨牙颊侧牙周肿胀

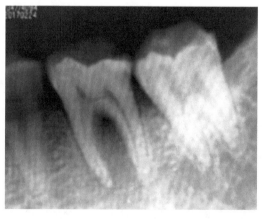

图 91 X 线片显示的根分叉阴影

2017 年 3 月

左下第一磨牙颊侧牙周肿胀，牙龈出现瘘管，颊侧根分叉处探诊深度 10mm。建议根管治疗后，再行龈下刮治。

2017 年 3 月底

根管治疗后左下第一磨牙肿胀消失（图 92，图 93），完成龈下刮治。

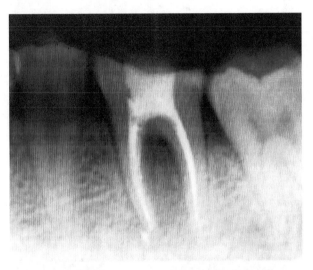

图 92　2017 年 3 月进行的影像学检查

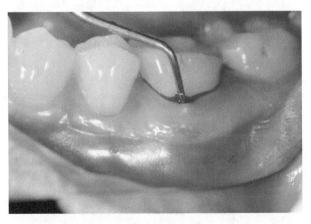

图 93　经过治疗后牙龈肿胀消失

2017 年 7 月

牙周基础治疗 3 个月。左下第一磨牙牙龈瘘管又出现（图 94）。

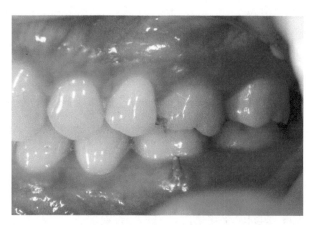

图 94　出现牙龈瘘管

2017 年 8 月

CT 示：近中根尖阴影（图 95）。牙体牙髓专业建议拔除。患者要求试留。

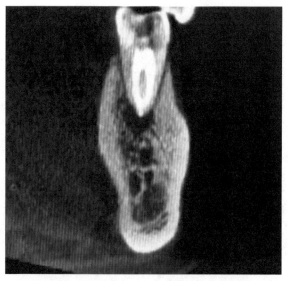

图 95　患者拍摄 CT：近中根尖阴影

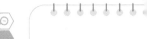

2017 年 9 月

行近中根截根手术。术后10天，左下第一磨牙松动Ⅱ度。

2018 年 1 月

截根术后 3 个月，左下第一磨牙动度消失（图 96）。X线示：近中拔牙窝基本长平（图 97）。

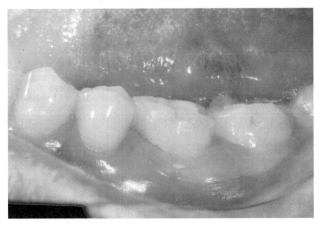

图 96　截根术后 3 个月，左下第一磨牙动度消失

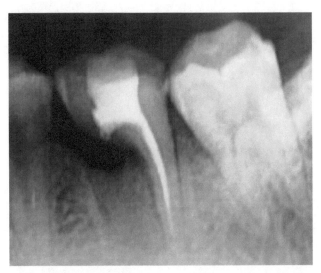

图 97　患者的影像学检查结果：近中拔牙窝基本长平

61. "心口不一"

时间：2018 年 2 月 14 日

前几天接诊一位白领，主诉口气重，患者过去做培训工作，曾有咽炎史。

仔细检查，口腔卫生状况良好，并无较深的探诊深度，舌苔也不明显。牙周的状况似乎很难与口气联系起来。追问病史，患者感觉与他人交流时，他人有嫌弃的举止。为了给患者一个相对客观的评价，预约患者在她认为口气最重的时段接受口气检测仪的测量，结果 3 次检测值均在 150 以下。检测值在 200 以上者，身旁的人才能感受到其口气的存在。

有一种口气是心源性的，与压力较大有关。但愿此项客观的检查能解开患者的心结。